Aggression, mobbning, skilsmässa, empati

- Vägledning för professionella

JESPER JUUL

Jesper Juul
Aggression, mobbning, skilsmässa, empati
- Vägledning för professionella

Översättning: Kerstin Svart Eriksson

Family Movement Förlag

familymovement.se
jesperjuul.com
family-lab.com

Första tryckningen

Illustration omslag: Lisa Aisato
Formgivning: Peter Hjorthammar, Something Else
Utgiven av Family Movement Förlag

Förlag: BoD- Books on Demand, Stockholm, Sverige
Tryck: BoD- Books on Demand, Norderstedt, Tyskland

Av 14. sept 2016

ISBN: 978-91-7699-055-1

Innehåll

Förord

Känns fantastiskt fint att få skriva ett förord till Jesper Juul. Denna enligt mig "jobbiga" man. Jag mötte hans böcker i samband med att jag blev pappa för första gången och flera av hans texter förändrade min roll som pappa, men förändrade mig nog också som människa.

För det är ju just detta som är så jobbigt med Jesper och hans böcker. Han blandar liksom in mig i mitt eget liv.

Man köper en bok med förhoppning att få till mitt barn på något vis och så slutar det alltid med att man sitter där själv i fåtöljen och gapar:

"Herrejösses! Det handlar ju om mig!"

För flera år sedan började jag umgås med en psykolog som arbetade mycket med handledning av lärare och pedagoger. Många vuxna var frustrerade över att han inte ville träffa barnen i första hand utan bara de inblandade vuxna.

Jag hade också till en början svårt att förstå. Men senare då jag själv utbildade mig, bland annat genom Jesper Juuls *Family-Lab* och även började jobba professionellt med pedagoger och föräldrar blev det så självklart.

Mötet med våra barn börjar i oss vuxna.

Denna lilla, men samtidigt stora bok är för mig en Gott & Blandat Påse för oss som verkar bland barn och unga. Jesper lyckas få med en mängd konkreta råd och tankar som bidrar till en slags helhet 2016.

Jag beundrar hans mod att ta upp ämnen som integration

och mångfald. Hur vi vuxna gemensamt ansvarar huruvida denna situation ska leda till ökade konflikter eller ej.

Jag tycker det är skönt att få ta del av en bok som verkligen sätter våra barn och deras behov i centrum, snarare än vuxnas tankar om att se barnen som själva problemet. Ett problem som skall lösas.

Jag bugar och tackar än en gång för dina tankar och förfrågan att få skriva dessa rader.

Kram/Micke Gunnarsson
(Föreläsare & Inspiratör)

Att förebygga aggression, våld och potentiell radikalisering i förskola och skola

En kortfattad manual för professionella

Sammanfattning:

Manualen beskriver hur och varför vi kan förvänta oss att aggressiviteten och våldet inom förskola/skola kommer att öka som en följd av en fientlig europeisk attityd gentemot flyktingar och migrerande och på vilket sätt lärare och föräldrar kan hantera detta. Texten belyser att skilda, men i grunden identiska källor till aggressivitet hos europeiska och migrerande barn och ungdomar, kräver nya undervisningsformer. Termen prevention används i betydelsen primärprevention.

Då det inte bedrivits forskning på sambandet mellan politiska/kulturella attityder mot migrerande/flyktingar och förekomsten av aggressivitet och våld hos barn och ungdomar är mina påståenden och förutsägelser inte evidensbaserade utan bygger på erfarenhet.

Bakgrund

Det enorma antalet migranter och flyktingar som kommer till Europa och de olika sätt på vilka våra regeringar beslutat att inte välkomna dem har redan resulterat i att det, på initiativ av våra egna medborgare, uppstår våld och vandalism. Det troliga är att vi kommer att se en upptrappning med fler och mer våldsamma konfrontationer mellan olika medborgargrupper och mellan "vi och dom". Vår nutidshistoria har lärt oss att vi främst måste bli bättre på att ta hand om barn och ungdomar från muslimska familjer. Vi har försummat dem genom att ignorera deras existentiella dilemma och behov av tillhörighet och försatt dem i främlingskap och förtvivlan. Först på senare tid har vi blivit uppmärksamma på att detta resulterat i tendenser att ansluta sig till kriminella gäng eller extrema rörelser som erbjuder mening, struktur och vägledning i livet. Som en konsekvens av detta inträffar två saker:

- Det öppnar möjligheter för extrema högergrupper att ta plats på den politiska scenen och göra sig hörda på gatan. Aggressivitet och våld är en del av filosofin och uppförandekoden i dessa rörelser, grupper och gäng även om de hävdar att de agerar utifrån foster-landskärlek. (Historiskt sett tenderar högerrörelser att älska nationalistiska abstraktioner mer än sina medmänniskor).

- Det har också medfört att tiotusentals tysta, mogna och ansvarstagande medborgare kliver fram och visar empati, tar humanitära och intelligenta initiativ för att försvara vårt moraliska och etiska kapital och grundläggande kristna värderingar som vänlighet, empati, generositet och vänskap.

På kort sikt betyder den negativa atmosfären att tusentals europeiska barn kliver in i utbildningssystemet präglade av aggressiva och rasistiska värderingar från sina föräldrar och andra vuxna i deras nätverk. Precis samtidigt kliver många barn från flyktingfamiljer in i samma utbildningssystem och kommer att bli psykologiskt, mentalt och existentiellt märkta såväl av de fasor de upplevt i sina hemländer som av en ny rädsla för att bli uteslutna och isolerade; en känsla som är dominerande även hos deras föräldrar.

Aggressionens etymologi

En oundviklig konsekvens av detta är att aggressivitet och våld ökar barnen emellan men också kommer att riktas mot lärarna. Det psykologiska ursprunget till denna aggressivitet är rädslan för att förlora egendom, värde och territorium; rädsla för att bli avvisad, utesluten och isolerad. Obekräftad och obearbetad traumatisk smärta leder på sikt till PTSD, även hos mycket små barn.

Den kortfattade versionen som jag utvecklar nedan, är att båda grupperna av barn kommer att uppleva, antingen en inbillad känsla av att ha förlorat i det människovärde som är relaterat till ett nedärvt värde och nedärvd egendom (ursprungsbarnen) eller en verklig förlust av att känna sig värdefull för samhället (emigrantbarnen). Som jag förklarat mer utförligt i min bok, *Aggression – ett nytt och farligt tabu*, är dessa inbillade eller verkliga förluster av att känna sig värdefull som människa, själva roten till aggressivitet. När den här sunda känslomässiga reaktionen inte tas emot på ett adekvat sätt av föräldrar, lärare, terapeuter, doktorer eller polis och inte heller möter intellektuell förståelse och bekräftelse av politiker och beslutsfattare, kommer den alltid att omvandlas till aggressivitet. När människan inte blir lyssnade på tenderar hon att öka "volymen" på sitt beteende. Det kan vara skadligt våldsamt beteende som skadar andra människor eller deras egendom eller en inåtvänd version som resulterar i olika självskadebeteenden.

Roten till destruktiv aggressivitet är individens upplevelse av att vare sig bli lyssnad på eller sedd och därigenom förlora känslan av tillhörighet och känslan av att vara värdefull för andra. Det påföljande aggressiva eller våldsamma beteendet kan antingen vara kortlivat och relaterat till en specifik person eller mer varaktigt och relatera till en individ, en grupp eller sociala företeelser.

Den ursprungliga känslan är tvärkulturellt och
hänger inte specifikt ihop med kön eller ålder.

Europeiska barn

Barn till rädda och aggressiva europeiska föräldrar kommer
att utgöra en minoritet i de verksamheter där lärarna kom-
mer att försöka inpränta ett bättre uppförande i dem. Efter
vad vi hittills känner till brukar de här försöken inte vara
särskilt framgångsrika. Två orsaker:

De motarbetas av föräldrar som inte kan se kopplingen
mellan sin egen aggressiva filosofi och dess verbala uttryck
å ena sidan och sitt barns våldsamma beteende mot andra
barn å den andra, eller så tenderar de att försvara och stötta
barnets beteende gentemot de andra barnen. I båda fallen
blir barnen förvirrade och tenderar att vara lojala mot för-
äldrarna och deras värderingar. Det medför att barnet får en
upplevelse av att inte vara inkluderad och värdesatt i institu-
tionens sammanhang vilket kommer att öka aggressiviteten
och också bekräfta upplevelsen.

De kommer att känna sig som rättfärdiga outsiders.

Emigrantbarn

Emigrantbarnen fördelar sig huvudsakligen i två grupper
även om de har liknande livsvillkor. Det är vanligt att deras
föräldrar är väldigt stöttande och har starka önskemål om
att barnen ska bli integrerade. En annan tendens är att
föräldrarna är beredda att offra eget välmående och social
framgång till förmån för att barnen skall bli socialt lyckade
i framtiden. Båda fenomenen – det starka stödet och upp-

offringen – lägger en mycket tung börda på barnens axlar. De kommer att känna att det är deras skyldighet att uppträda vänligt och ta ansvar för hela familjens välmående vilket inkluderar en stark strävan efter att lyckas och göra sina föräldrar stolta och lyckliga. Om och när de kollapsar under den tyngande bördan, blir det en emotionell och existentiell katastrof där de känner att de inte har något värde, varken för sina nära och kära eller för samhället – här uppstår möjligheten för radikalisering.

Det spelar ingen roll hur snäll, öppen och välkomnande läraren är, dessa barn har redan känslan av att inte höra till i det nya samhället eftersom den rådande fientliga politiska attityden *"ligger i luften"* och har landat hos både föräldrar och andra viktiga vuxna. Mötet med vänliga och inkluderande lärare, nya vänner och deras föräldrar och syskon kommer att vara oerhört värdefullt och göra förskola/skola till trygga hamnar för de här barnen. Det hjälper dem emellertid inte att handskas med sin emotionella och existentiella smärta.

En del barn har starka, kunniga föräldrar som är tillräckligt öppna för kunna hjälpa till men de flesta behöver professionellt stöd (det behöver även föräldrarna). En konsekvens av vår fientliga inställning mot emigranter i alla åldrar är att vi vägrar ge dem den hjälp de behöver. I en del länder nekas de till och med den mest grundläggande medicinska hälsokontrollen innan de fått asyl vilket kan dröja upp till två år. Rätt psykologisk, psykiatrisk och psykoterapeutisk vård är inte tillgänglig för dem. Den mest avgörande och skadliga konsekvensen är att deras trauma blir mer svåråtkomligt och därför försvagar deras psykosociala utveckling och förmågan att integreras – till och med när längtan efter att anpassa sig fortfarande är stark.

En grupp av emigrantbarnen kommer att misslyckas med att hantera dessa överväldigande och mycket komplexa psykosociala fenomen och börja bete sig aggressivt mot andra. En annan grupp utvecklar självdestruktivitet. De kommer att framstå som välanpassade och måna om att vara andra till lags men efter några år kommer de att reagera med depression, överväga självmord och utveckla allvarliga självdestruktiva beteenden som ätstörningar, att skära sig, självmord, drogmissbruk och andra beteendemönster som vår kultur erbjuder. Några – särskilt de tysta, till-lagsflickorna – kommer att bli överaktiva – ett slags självdestruktivt beteende som leder till större psykosociala och psykosomatiska problem i vuxenlivet. Såväl introverta som extroverta beteendemönster är välbekanta bland europeiska barn och de är också de mest utbredda symptomen hos vuxna med PTSD.

Sammantaget leder dessa fenomen inte enbart till individuellt lidande och social isolering på en mänsklig nivå. De åsamkar samhället enorma kostnader vid en tidpunkt då vi behöver fokusera hur vi bäst kan tillgodose att våra nya medborgare kan etablera stabila liv för sig själva genom utbildning, praktik och arbete. En potentiell resurs kommer att förvandlas till en extra börda och därigenom bevisas en av de teser som högerextremisterna förespråkar.

Hur ska vi klara av det?

Det finns mycket att göra. En del av det som skall göras beror på vilken åldersgrupp vi talar om medan annat gäller lika för alla. Vårt motto borde vara:

NÄR DET VANLIGA BLIR OVANLIGT VIKTIGT

Det är essensens i det vi lärde oss när vi för många år sedan arbetade med barn och unga i flyktinglägren i Kroatien, Bosnien, Österrike och Slovenien under Balkankriget, men också med barn till flyktingar på danska förskolor.

Mottot hänvisar till det faktum att känsliga barn, precis som alla andra barn, har ett starkt behov av att bli sedda och bekräftade som de är utan några referenser till specifika dominerande kulturideal som definieras av föräldrar och utbildare. På samma sätt behöver de leka, träffa kompisar, utveckla förmågor, bli fysiskt berörda och kramade och ha friheten att söka och dra sig tillbaka från kontakt med andra i enlighet med vars och en egen individuella rytm.

Sårbara barn – flyktingar såväl som inhemska – behöver allt detta och ännu mer av det än sina lyckliga och mer väl-balanserade vänner. En del barn, från båda grupperna, kan dessutom behöva mer specialiserad individuell uppmärk-samhet i samarbete med specialister, föräldrar och syskon. De vanliga kvaliteterna på institutioner och hos föräldrar ska aldrig ersättas av specialinsatser och det är endast vid försummelse från institutionens eller föräldrarnas sida som barnen bör omplaceras. Alla känsliga barn är i behov av att stödet och terapin ges till hela familjen:

- Det minskar barnets upplevelse av att, av de vikti-gaste vuxna, betraktas som den som är fel, elak, en börda eller oönskad.
- Det förser föräldrarna med kunskaper och färdighe-ter som de förmodligen saknar och därigenom ökar deras upplevelse av att vara tillräckligt bra och vär-defulla föräldrar. Om de inte deltar är risken stor att de kommer att känna sig som dåliga föräldrar vilket ofta leder till våld i hemmet. Föräldrarnas deltagande

ökar tilltron till hjälpsystem och professionella som är okända och/eller skrämmande och annars kan upplevas som fiender till familjen.

När det fattas beslut om att ett barn skall remitteras till en fysioterapeut, samtalsterapeut, arbetsterapeut eller någon annan form av terapi som vanligtvis betraktas som "individuell" är det mycket viktigt att föräldrar inkluderas och allra helst båda föräldrarna. Inte bara av de ovan nämnda anledningarna, utan för att det skall bli tydligt för alla inblandade att föräldrar alltid måste vara *delaktiga i lösningen*. För föräldrarna och alla inblandade är det avgörande att lösningar, nödvändiga insikter och förmågor inte bara blir abstrakta kunskaper utan framför allt en upplevd erfarenhet. Det är lika viktigt för inhemska barn som för emigrantbarn att det går till på det här sättet. I båda grupperna möter vi föräldrar som beter sig som om de vore "omotiverade". Kom ihåg att alla föräldrar känner sig otillräckliga när barnet drar till sig professionellas uppmärksamhet och att det är ditt jobb att skapa och leda en dynamisk dialog som är förtroendeingivande och får dem att känna sig trygga i samarbetet med dig. Om du inte lyckas med det kommer de att dra sig undan kontakt och lita till de egna otillräckliga handlingsalternativen. Du kommer också att möta uttalat patriarkala familjer där du måste respektera sättet på vilket de strukturerar arbete och ansvarsområden. Försök att föreslå alternativ eller kritisera deras sätt att leva kommer inte bara leda till minskad motivation utan också skapa spänningar som blir ytterligare en börda för barnet.

Vad behöver institutionen och dess personal?

Generellt

Ni behöver undersöka era värderingar avseende aggressivt beteende, både de som är historia och de som är rådande i nutid, och göra er av med gammalt gods som är kontraproduktivt. Innehållet i detta gamla gods är:

- Moraliskt fördömande av beteendet. Det är inget fel med åsikter som "vi vill inte ha våld", men om det är ditt första (och enda?) skydd mot aggressivitet kommer troligtvis tre saker att hända. För det första så hindrar det egentligen inte det oönskade beteendet – varken från barnens eller personalens sida. Det blir ännu en av dessa självklara värderingar som mest är ett spel för gallerierna. För det andra leder det väldigt ofta till ett antal så kallade "konsekvenser", en modern term för straff som ju till sin natur och sin intention alltid är aggressivt och därmed kontraproduktivt när det handlar om att införa en ickevåldskultur på institutionen. Den tredje är att det signalerar till barnen att varje aggressiv tanke eller känsla är förbjuden, vilket leder till att barnen undertrycker dessa. När det blir på det sättet (under de senaste två decennierna mest tydlig i Sverige) kommer de undertryckta känslorna och varje barns oförmåga att handskas med senare leda till utbrott av ilska och våld hos tonåringar och unga vuxna. Ett våld som just nu riktas mot flyktingboenden och enskilda flyktingar på gatan. Det förutsägbara resultatet av moraliska fördömanden är att de just skapar det beteende de hade för avsikt att förhindra.

- En professionell kultur som tillåter medarbetare att förringa och skälla ut barn när de säger eller gör saker som de vuxna finner oacceptabla. Utskällning är, när det förekommer i förskola/skola, en slags traditionell form av aggressivitet och psykosocialt våld. Ett antal studier har visat att barnen upplever utskällning lika stark och smärtsam som fysiskt våld. Dessutom utgör den en slags kulturell dubbelbindning då den manifesterar olika och motsägelsefulla regler för barn och vuxna vilket i sin tur leder till att konflikterna mellan barnen blir fler och intensivare och därför också "behovet" av att skälla ut dem.

Ett barn som, vid frustration eller i konflikt med andra, reagerar med fysisk och/eller verbal aggressivitet som en del av sitt vardagsbeteende är absolut inte ett elakt barn som borde veta bättre. Barnets beteende är ett tydligt budskap till de vuxna:

> *"Jag lider och känner mig förvirrad. Jag vet att det jag gör är fel så snälla ni hjälp mig med att ta reda på vad det är som inte är bra i mitt liv. Jag älskar mina föräldrar, jag tycker om mina lärare och jag vill leka med de andra barnen men jag får liksom inte till det!"*

Budskapet påminner väldigt mycket om det som kommer från:

- Föräldrar som är aggressiva, skriker och slår sina barn.
- Lärare som skäller ut barn och straffar dem.
- Män som slår sina fruar.

Det här betyder inte att aggressivitet och våld är moraliskt rätt eller socialt acceptabelt men de professionella behöver skaffa sig en moral och ett etiskt krav att förstå och fokusera det existentiella innehållet i meddelandet istället för formen i vilket det framförs. Inom ramen för ett ansvarsfullt professionellt uppträdande ligger således att ta barnets hand, lämna "scenen" och säga:

> *"Jag ser att du har det besvärligt och jag vill gärna hjälpa dig om jag kan. Vi går ut en liten stund och sen går vi till kontoret och fundera på vad det är som inte känns bra inombords."*

Situationen löses upp och får barnet att känna sig trygg och accepterad och dessutom sänds ett kraftfullt budskap till de andra barnen:

> *"När ni känner er förtvivlade kommer vi att hjälpa er och vi kommer inte att tolerera våldsamt beteende."*

På det sättet blir läraren en levande förebild istället för en upphetsad agitator som predikar de principer som barnen redan känner till. Det övergripande pedagogiska budskapet lyder:

> *Jag tycker inte om när människor är aggressiva och gör varandra illa men om du inte kan komma på något annat sätt att säga "AJ" så ska jag hjälpa dig att hitta ett!*

Detta enkla budskap sätter en fast och vänlig ton, definierar den önskvärda kulturen och dess gränser och delar inte upp barn i goda och onda människor. Uttrycket:

"Du är här för att lära dig och jag är här för att hjälpa till med ditt lärande", är en annan tolkning av ovanstående budskap. Dessutom är det välgörande att ha en generell beredskap för och vilja att bekräfta, benämna och tala om mänskliga känslor. Alla barn kommer att frodas i en sådan atmosfär och de som har behov av mer specialiserad hjälp och vägledning kommer att ha lättare att acceptera det.

Med andra ord är det så att du och dina kollegor måste lägga nästan allting ni som professionella lärt er om aggressivitet och hur man skall hantera den, åt sidan och öppna era hjärtan för de här bekymrade barnen. Kanske tycker du att mina ord inte är anledning nog till att tänka om? I sådana fall blir min uppmaning till dig: Ta en ärlig titt på attityder och praktik inom det pedagogiska fältet under de senaste tre årtiondena och försona dig med det faktum att de inte har fungerat på ett tillfredsställande sätt – inte för individuella barn och deras föräldrar eller för institutionerna eller för det som händer på våra gator om kvällarna.

Inom varje institution finns möjligheten att formulera regler som förbjuder vissa beteenden. De har litet värde för de barn som kan respektera dem. De barn, som stundtals tycker det är omöjligt, drar vare sig nytta av reglerna eller av det lidande som blir konsekvensen då de bryter dem.

Aktiviteter och rutiner

Det råder inget tvivel om att dagliga, veckovisa och säsongsbetonade traditioner är viktiga för att skapa trygga miljöer för alla barn och speciellt för känsliga barn, vare sig de är traumatiserade eller socialt på kant med andra barn. Här kommer förslag, utan inbördes ordning, på några tillägg:

Filosofiska fönster

Det finns många bra böcker om hur man är filosofisk tillsammans med barn. Här kan professionella hämta kunskaper om såväl innehåll som upplägg. Med hjälp av dess veckovisa (min rekommendation) fönster uppmuntras barnen och lärarna att tänka på och tala om viktiga saker i livet. Exempelvis: vänskap, grundläggande känslor som kärlek, ilska, hat, frustration, familj, krig mm – på ett likvärdigt sätt.

Det är extremt värdefullt för barn att få tänka och uttrycka sig själva (icke-verbala barn kan rita). Så är det också för lärarna som, genom en främjande snarare än undervisande hållning, dessutom får ett utsökt tillfälle att lära sig vad som pågår inuti varje individuellt barn.

Empatiträning

I vår bok om empati, Empatiboken, finns en lista på 12 övningar som inte har koppling till specifik religion eller ideologi. De kan göras med barngrupper och bidrar på flera olika nivåer:

• Varje individuellt barn får en upplevelse av sin egen kropp och av att vara här-och-nu på nya sätt vilket bidrar ytterligare till barnets psykosociala utveckling.
• Det individuella växande hos var och en får ett positivt inflytande på barnens interaktion vilket i sin tur bidrar till en hälsosam kultur för hela institutionen.
• Lärarna uppmuntras att göra övningarna tillsammans med gruppen vilket ökar den egna förmågan och lusten att handla med empati och omtanke i relation till barnen. De interpersonella relationerna

förbättras då man skapar en plattform för delade erfarenheter och ett gemensamt språk.

Mindfulness-träning

Mindfulness har utvecklats från en i första hand terapeutisk approach mot allvarlig stress, till en bredare och vetenskaplig väldokumenterad approach för att öka individens medvetande om sinne, kropp och omgivning. På det sättet är den en enkel, rak och värdefull uppsättning av färdigheter och insikter som ökar barnens välbefinnande på institutioner med många stressfaktorer och en nästan total frånvaro av möjligheten att få vara ensam, tyst och titta inåt.

En del professionella är rädda för att den här sortens övningar är skadlig för känsliga och bekymrade barn, men den typen av rädsla härstammar från den tiden då tänkandet handlade om att det nog var bäst att lägga locket på människors känslor. Insikterna och färdigheterna i att guida individen och omgivningen till hälsosamma sätt att hantera och dela känslor, saknades.

Vi vet från våra erfarenheter med traumatiserade barn att det är mycket värdefullt för både deras välbefinnande och framtida prognos att de ges tillåtelse att känna, dela och ta emot sina känslor. Det faktum att hanterandet av de värsta och mest fasansfulla upplevelserna kräver hjälp av psykoterapeutisk expertis motsäger inte att de här barnen behöver utveckla ett starkt medvetande om sina känslomässiga reaktioner och lära sig att hantera dem i sociala situationer.

Att introducera experter

Det är värdefullt för alla barn, men speciellt för de känsliga, att ni bjuder in psykologer, psykoterapeuter, språkterapeuter, arbetsterapeuter, barnpsykiatriker och andra som kan vara relevanta, till er institution. De presenterar sig själva och vilka uppgifter de har direkt för barnen, bjuder in till frågor och deltagande och är mycket öppna och rakt-på-sak angående vad de kan göra för barnen. Det avmystifierar de olika yrkesgrupperna och ökar graden av acceptans hos barnen och förebygger retande och mobbning.

Jag är fullt medveten om att några av de här förslagen främst kommer att tas emot i förskolan. Det är emellertid viktigt att betona att många traditionella aktiviteter som, målning, teckning, drama, lek, högläsning och historieberättande är mycket värdefulla för traumatiserade barn. Förutom sina välkända kvaliteter tillför de också en känsla av normalitet vilket är avgörande för deras psykosociala utveckling.

Rubriken för en institution som önskar stärka en redan rådande kultur eller etablera en ny är: Inkludering, empati och vänskap. Många forskare har gjort den sorgliga upptäckten att de barn som behöver dessa kvaliteter allra mest från de professionella ofta är de barn som får dem allra minst. Låt dig inte skrämmas av känsliga och traumatiserade barn. Gör det till en vana att förstå deras beteende som en invitation till dig och till din professionella kompetens.

Vill vi verkligen ha starka och friska barn?

En politisk uppsats

Förord

Jag har burit den här uppsatsen inom mig i många år nu och i samband med att jag var handledare i ett ärende inom tysk ungdomsvård, kände jag att det var hög tid att slå mig ner och skriva. Det här kunde ha utspelat sig nästan var som helst i världen och det är viktigt för mig att ni experter som läser detta inte tar innehållet personligt. Jag vet att ni arbetar hårt och hängivet och att ni ofta känner frustration över resultatet av era ansträngningar.

Pojken i *Kejsarens nya kläder* pekade på något som, trots att det var en fullkomlig självklarhet för "vanligt folk", nästan var osynligt för dem som fattar de stora besluten. Det känns som om pojken och jag delar en upplevelse av att inte ha mandat att uttala oss i dessa frågor.

I 40 år har jag varit anställd, konsult och social entreprenör inom offentlig hälso- och socialvård. Jag har arbetat med tusentals dysfunktionella och funktionella familjer i olika länder, med känslomässigt störda barn, ungdomar, vuxna och med de professionella som försökt vara till hjälp. Det är min övertygelse att flertalet av dessa möten har bjudit på erfarenheter av värdefullt lärande för mig liksom för dem. Trots detta har jag under de senaste femton åren bevittnat hur politiker har lamslagit sina egna organisationer, institutioner och projekt men framför allt, och detta är det viktigaste, merparten av de människor som är beroende av deras hjälp. Detta sker trots att organisationerna tilldelats ansenliga ekonomiska resurser och orsaken är uppenbar, på samma sätt som för pojken som påpekade att kejsaren var naken. Det som får mig att tvivla på mitt eget förstånd är att de politiska beslutsfattarna och alla

deras mycket högkvalificerade rådgivare förefaller övertyga-
de om att kejsaren bär en mycket extravagant och dyrbar
klädedräkt. Så, med risk för att göra mig själv till ett åtlöje,
låt mig exponera mina iakttagelser och slutsatser:

Inom alla offentliga organisationer måste det finnas en
slags balans mellan två motstridiga värderingssystem; de
byråkratiska värderingarna och de professionella värdering-
arna. De byråkratiska värderingarna tjänar de politiska och
administrativa kontrollorganen medan de professionella
tillgodoser medborgarnas behov. De är motsägelsefulla i så
motto att byråkratin inte kan tolerera fel medan de professi-
onella värdena måste ge utrymme för experimenterande och
kreativitet för att nå maximal kvalitet. För att det, i sin tur
skall bli möjligt, måste det finnas utrymme för misstag och
misslyckanden. Denna relativa balans existerar inte längre.
De byråkratiska värdena har nästan tagit över helt på be-
kostnad av de professionella.

Därmed uppstår en mycket ömtålig balans mellan det
som är korrekt och det som är rätt och det stora problemet
är att avståndet och skillnaden mellan den rätta vägen och
den korrekta vägen numera är nästintill oöverstigligt. Resul-
tatet blir att de människors som behöver (och dessutom be-
talar för) rätt professionell hjälp/service, inte längre får sina
behov tillgodosedda. Istället får de korrekt hjälp och korrekt
service. Detta faktum visar sig i varje offentlig budget: de
utförda tjänsterna är allt mindre hjälpsamma och kostna-
derna ökar följaktligen i en alarmerande hastighet. Det tar
sig också uttryck i media genom att klienter, patienter och
deras anhöriga vittnar om en mycket låg kvalitet på servicen
inom olika sektorer och oftast får svaret att alla beslut och
procedurer har skötts korrekt och i enlighet med regelverket.
Korrekthet och likhet inför lagen är och har alltid varit hela

idén bakom byråkratin och mitt uttalande bör därför inte ses som kritik av byråkratin i sig. Kritiken riktar sig mot politikerna för att göra dem medvetna om att det pågående paradigmskiftet inom offentlig administration är rena självmordet. Tro inte att sänkta kostnader eller fler donationer kommer att hjälpa! Många länders organisationer har verkligen tillräckligt med pengar. Det ni (politiker) behöver lämna utrymme för att skapa en bättre balans och resurserna för att åstadkomma den finns i era hjärnor, inte i era rikedomar. Låt läkarna utöva sitt hantverk, låt lärarna lära ut och bry sig om, låt terapeuterna hjälpa, låt pedagogerna, sjuksystrarna m.fl. visa omsorg och låt socialarbetarna upptäcka och hjälpa dem som blivit offer för bristande omsorg och övergrepp. Och snälla ni, gör det snart för annars drabbas vi av konkurs i mer än ett avseende!

Jesper Juul

Inledning

Efter 40 år av samarbete med och skrivande om, familjer, daghem/förskolor och skolor känner jag mig tvungen att ställa frågan: vill vi verkligen ha starka och friska barn? Mitt svar är självfallet JA! När den dagen kommer då vi har förmågan att fostra och utbilda starka och friska barn kommer det att vara en ovärderlig gåva till föräldrar, barn, utbildare och de ekonomiskt ansvariga i våra länder. Att vara barn och själva barndomen är bara de första stegen mot vuxenlivet, medelåldern och ålderdomen, så vi har alla, oavsett ålder, allt att vinna på detta.

Sen min bok *Ditt kompetenta barn* publicerades har både motståndare och anhängare kallat mig "barnens vän". Denna hedervärda titel har jag frånsagt mig så fort jag har fått chansen i intervjuer, föreläsningar mm. Under hela mitt yrkesliv som rådgivare, psykoterapeut och familjeterapeut har jag försökt inspirera och hjälpa vuxna, som hamnat i destruktiva konflikter med barn och unga. Mitt fokus har varit kvaliteten i relationen mellan den vuxne och varje enskilt barn. Jag är övertygad om att denna ansträngning har hjälpt många barn till ett bättre och mer meningsfullt liv, men i själva verket är det bara en bieffekt av mitt arbete med de vuxnas beteenden, attityder och värderingar. Mitt professionella fokus har aldrig varit individen utan de interpersonella fenomen som är avgörande för vår hälsa och vårt välbefinnande.

Under alla dessa år har mitt intresse för relationer betraktats som en nyhet, avant garde och till och med politiskt provocerande trots att, såväl jag som alla de andra som gjort liknande erfarenheter och arbetar i samma riktning, har teoribildning och vetenskap på vår sida.

Jag är inte upphovsmannen, endast budbäraren. När *Ditt kompetenta barn* kom ut fick den heta alltifrån *"Århundradets pedagogiska lärobok"* till *"ett politiskt manifest"*. Avsikten med boken var inte att skriva ett politiskt manifest, vilket däremot är avsikten med den här essän. Boken är resultatet av 25 års erfarenhet av arbetet med barn-vuxenrelationer och jag förväntade mig att läsarna skulle erfara samma glädje och lättnad som jag, många av mina klienter och studenter hade givit uttryck för. Jag betraktade helt enkelt min bok som "goda nyheter" för alla de föräldrar, lärare och socialarbetare som kämpar med frustration och besvikelse. Visst, den spred en hel del glädje men också ganska mycket ilska. Det tog ytterligare ett decennium innan jag till fullo kunde förstå och uppskatta ilskan.

Nu, när jag tittar i backspegeln, kan jag tänka att det nog är så att min bok och det kliniska arbete vi bedrev på Kemplerinstitutet (idag:dfti.dk) i många avseenden innebar början på ett nytt paradigm inom utbildningsområdet. Det var som om vi inte blev medvetna om det förrän forskare som Dr Daniel Stern, Dr Peter Fornagy, Dr Remo Largo and Dr John Bowlby började publicera sina forskarrön i slutet av 80- och början av 90-talet samtidigt som nya rön inom neurobiologi och neuropsykologi, lyftes fram. Neurovetenskapen vars resultat kunde åskådliggöras med hjälp av magnetkamerabilder i färg ingav oss särskilt hopp om att det nu var dags att skrota skitsnacket och alla defensiva moralattityder för att slutligen ägna oss åt framtidens utbildningssystem och barnuppfostran istället för att, genom reformer, lappa och laga det irreparabla.

För att tala klarspråk; ett nytt paradigm betyder ett nytt perspektiv. Istället för att titta på företeelser ur samma gamla vinkel, kan vi välja en ny vinkel och på det sättet få syn på nya saker och göra nya överraskande upptäckter. Spännande, eller hur! I realiteten förefaller det som om människor i allmänhet är ganska konservativa, för att inte säga nostalgiska och det faktum att den mänskliga hjärnan tenderar att tänka i motsatser snarare än alternativ underlättar ju inte precis introduktionen av nya perspektiv.

Så varför söka efter ett nytt paradigm när man istället kan leta efter stabilitet och förbättringar? Svaret, som jag hoppas dokumentera i den här essän, är att det rådande paradigmet inte fungerar för oss. Det har fungerat som underliggande antaganden för våra åsikter, våra teorier och vårt beteende under nästan två århundraden.

Även om varje generation har formulerat nya åsikter och vårt beteende har modifierats och blivit mer humant och modernt samtidigt som våra politiska system har förändrats dramatiskt, verkar det som om vi sitter fast och är oförmögna att uppnå de mål som de flesta moderna samhällen formulerat. I västvärlden har vi, bortsett från demokrati, skapat rikedom av ett slag som ingen hade kunnat föreställa sig för sextio år sedan när jag föddes. Tillgång till näring är möjligen ett problem men tre mål mat om dagen betraktas som en självklarhet i fler och fler länder av ett ökande antal medborgare. En konsekvens av detta är att vi, utöver ren överlevnad, kan lägga fokus på barns och vuxnas livskvalitet. För mindre en ett sekel sen skulle detta ha betraktas som en ren utopi och för majoriteten av världens befolkning är det fortfarande utopiskt.

I kölvattnet efter Sigmund Freud och därefter den moderna psykoterapin har vi lärt oss mycket om mänskliga relationer och kunnat bekräfta en hel del av föregående generationers visdom, medan andra delar glömts bort eller suddats ut. Det viktigaste av allt är att vi har upptäckt att varje människa är unik och har sitt eget lidande och sin egen strävan. Efter att, genom åren, ha följt konsekvenserna av olika politiska system är jag övertygad om att ett verkligt erkännande av detta enbart är möjlig i länder där det råder demokrati. Det faktum att det är möjligt, medför inte självklar överensstämmelse i den förda politiken, vilket jag kommer försöka visa.

Det råder inget tvivel om att vi på många sätt har förbättrat villkoren för dagens barn. De flesta barn kan idag leva ett liv som inte domineras av fruktan och ångest och de har rätt att föra sin egen talan. Det faktum att så många länder har förbjudit kroppslig bestraffning under senare delen av tjugohundratalet är ett stort framsteg även om det inte skedde utan kraftigt motstånd även från intelligenta vuxna.

Sedan 2005 har jag tillbringat merparten av min arbetstid med omtänksamma, uppriktiga, engagerade och fördomsfria föräldrar från många olika länder och kulturer. Föräldrar som vill vara på ett annat sätt än sina förfäder, göra skillnad för sina barn och, om möjligt, ge dem en bättre grund i livet. Deras engagemang är imponerande och var och en är framgångsrik på sitt sätt. Man kan säga detsamma om många förträffliga daghem, skolor och projekt för barn och ungdomar med bekymmer. De är emellertid fortfarande väldigt få och de möts ofta av byråkratiska och politiska hinder från just de samhällsinstanser som borde hylla det faktum att de finns.

Jag har också lärt mig att majoriteten av dagens föräldrar och professionella, i likhet med mina föräldrar och lärare, innerst inne vill ha trevliga, väluppfostrade och lydiga barn som är villiga att anpassa sig och rätta in sig i ledet. Skillnaden är att de vill uppnå detta på ett betydligt trevligare, vänligare och mindre våldsamt sätt än för sextio år sedan. En av orsakerna till denna paradox tycks vara att de önskar ge sina barn en livskvalitet som de själva inte har fått erfara. De vill att barnen skall få blomma och utveckla sin fulla potential, med då de vuxna själva inte har sådana erfarenheter blir de ganska begränsade i sina möjligheter att vägleda barnen. Jag önskar inte kritisera de här föräldrarna eller pedagogerna utan bara lyfta fram att de har valt en utmaning som den egna uppväxten inte kvalificerat dem för – det är verkligen modigt! Samma sak när det gäller den största frågan: vad utgör ett gott föräldra/vuxen-ledarskap? Oändligt mycket forskning och praktisk erfarenhet ger oss svaret på frågan. Grundelementen är: personlig auktoritet, integritet, autenticitet, tillgänglighet och anknytning(föräldrar) och relationskompetens (professionella).

Dagens föräldrar följer en idé och en dröm utan att ha egen erfarenhet eller närmare kännedom om vilka steg som är nödvändiga eller vilka fallgropar som lurar. Inte nog med att de försöker vara bättre än sina föräldrar och far/morföräldrar; de gjuter husgrunden samtidigt som de lägger taket. Detta dilemma är historiskt och de förtjänar vår djupaste beundran och tacksamhet för sina försök att fullgöra uppgiften.

I varje familj, småbarnsgrupp, klassrum och gatugäng finns det faktiskt ett sätt på vilket vi kan utföra denna uppgift. Eftersom det är ett nytt sätt som introduceras kan det kanske kännas onödigt komplicerat men det är det enda som kan underlätta processen. Innebörden är att ge varje barn en röst och att ge varje vuxen modet att lyssna till det som barnet kommer med; dvs att våga vara sårbar. Det är ett sätt att leva, arbeta och utvecklas tillsammans som handlar om något mycket större än demokrati. Vi vuxna måste ha viljan och modet att lära oss mer än vi lär ut och det allra viktigaste är att vi lär oss att lita på våra barn och deras förmåga att svara med samma mynt. Utan denna välförtjänta gåva från oss är våra barn förlorade och tvingas klara sig själva. Nyckelordet är likvärdighet – ett ord som finns på ett fåtal språk och måste skiljas ut från ordet "jämlikhet". Jämlikhet är en politisk term och ingen skulle hävda att barn och vuxna skall vara jämlika i politisk mening; det råder alltför stor skillnad i maktfördelning för att det skulle vara möjligt. Varför verkar denna likvärdighet så skrämmande för många vuxna?

Det är helt enkelt en fråga om makt. Det har alltid varit en integrerad del av det gamla paradigmet att relationen mellan barn och vuxna bygger på att den vuxne har all makt. Till helt nyligen har uppfostran betraktats (och upplevts) som en maktkamp och det rådde konsensus om att den vuxne skulle ta hem vinsten, alla gånger hela tiden. I dagens familjer och klassrum hittar vi vuxna som, p.g.a. egna negativa förebilder, är ovilliga att utöva sin makt. Deras beteende skapar osäkerhet och ilska hos barnen vilket i sin tur medför destruktiva och självdestruktiva beteenden. Europeiska Rådet har, hyfsat framgångsrikt, introducerat begreppet *Positivt Föräldraskap*, i syfte att undvika kroppslig bestraffning men de har ändå lämnat en bakdörr på glänt för mjukare typer av bestraffning. Kanske för att de tror att det är nödvändigt för föräldrar och bra för barn eller kanske för att de är klokare än jag när det gäller politikens utformande.

Så låt oss titta lite närmare på hur det står till med maktbegreppet i de interpersonella relationerna mellan vuxna och barn.

Hur ska man hantera maktens paradoxer

Under min uppväxt i en helt vanlig dansk arbetarklassfamilj, utan fysisk misshandel, brukade mina föräldrar säga: *"Din vilja finns i min ficka och där stannar den!"* Det var en enväldig familjestruktur där det helt enkelt var så att barn skulle "synas men inte höras". Ingen var intresserad av vem det individuella barnet var eller barnets känslor och upplevelser av livet. Reglerna och den totala avsaknaden av erkännande var inte ett förhållningssätt som mina föräldrar hade valt. Inte heller var de ett utslag av illvilja eller brist på kärlek. Det var helt enkelt så här det var – i alla familjer och i alla skolor. I drygt åttio procent av dåtidens familjer användes ofta fysisk och verbala misshandel; antingen för att föräldrarna ville dölja sin egen hjälplöshet eller som ett straff då barnen inte varit hundraprocentigt lydiga. I skolan var det likadant. Det var således inte vad vi hade gjort eller sammanhanget i vilket vi gjorde det som ledde till misshandeln. Det var olydnaden i sig.

Målet var också glasklart: att åstadkomma gott socialt uppförande – alltså att vara artig och villig att underkasta sig varje given auktoritet. I många avseenden speglade detta villkoren för vuxenlivet i det industriella samhället där våra fäder och mödrar skymfades, förödmjukades och avhumaniserades, av sina arbetsgivare. Idag verkar samhället och industrin på andra sätt – åtminstone stundtals på en hel del platser. I familjer och på institutioner är aga numera olagligt, men barn och vuxna förödmjukas fortfarande och i omkring femtio procent av familjerna använder föräldrarna våld mot sina barn. Motvilligt, med dåligt samvete och inte lika ofta som för femtio år sedan.

Vi har utvecklats, blivit mer civiliserade och erkänner

numera den enskilda människan oavsett ålder. Övergreppen mot barn och anställda har blivit mer subtila. När det gäller allmänt välbefinnande har vi kommit långt på bara ett halvt sekel.

Och ändå kämpar vi med detta som handlar om makt. Hur och när ska man utöva makt? Jag vill göra en tydlig åtskillnad mellan föräldrar (alt. ersättare för biologiska föräldrar) och professionella även om principerna är desamma. Föräldrar har helt enkelt större inflytande, på gott och ont.

Föräldramakt

Föräldramakt finns på två nivåer: den *existentiella* och den *politiska*. Föräldrarnas *existentiella makt* ligger i deras förmåga att få till den nödvändiga kvaliteten i relationen i familjen som helhet och mellan förälder och barn. Rent praktiskt handlar det om hur föräldrarna lyckas omsätta sin kärlek i kärleksfulla handlingar på ett sådant sätt att varje barn känner sig älskad och värdefull – även i backspegeln. Historien vimlar av vuxna barn som aldrig känt sig älskade som de är, trots att föräldrarna definitivt var fyllda av emotionell kärlek. Som vuxna blev de så småningom föräldrar med mycket låg självkänsla och dessutom fyllda av skam och skuld. De vet att de var älskade av sina föräldrar och de älskar sina föräldrar, men de kom liksom aldrig till den punkt där det var möjligt att uppskatta och älska sig själva. Den här paradoxen tillsammans med det faktum att barn har en fullkomlig tillit till sina föräldrar, utgör förklaringen till varför så många föräldrar motvilligt upprepar delar av sina föräldrars beteenden. Speciellt de beteenden som upplevdes som smärtsamma under barndomen.

Denna enorma makt spelar också en avgörande roll för hur spädbarnets hjärna utvecklas så det är en välsignelse att detta organ är plastiskt och kan utvecklas även bortom barndomens upplevelser. Denna makt, som föräldrarna får av naturen i samband med det första barnets tillblivelse, är flertalet föräldrar omedvetna om, oförmögna att ta hand om, eller väljer att ignorera. Istället ägnar de sig åt maktkamper som handlar om matning, att klä på barnet, ta hand om barnets sömn, gnällande, potträning, lekkamrater, läxor och framtida karriär. Inte nog med att detta är bortom all sans och vett, det är dessutom ett oerhört slöseri med tid och energi som bara leder till ändlösa maktkamper eller än mer destruktivt: barnet kapitulerar totalt vilket leder till brist på självkänsla, hälsa och livskompetens.

Men låt oss aldrig glömma att det här också får föräldrar att känna sig värdefulla för sina barns utveckling och fortsatta liv. Önskan om och behovet av att känna sig värdefull ligger så djupt i oss alla att vi ofta glömmer bort att ta reda på om det vi gör faktiskt är värdefullt för våra nära. För att korrigera obalansen, och ibland kanske illusionen, måste vi öva på konsten att samtala med varandra. Det verkar som om samtalet/dialogen är det bästa sättet att uppmuntra föräldrar och göra det möjligt för dem att avlägsna det filter som hindrar dem från att få en äkta kontakt med sina barn och med sig själva. Filtret består av föräldrarollen eller kanske snarare av ett upplevt tvång att "spela" rollen. Att ha en roll behöver inte nödvändigtvis innebära att man "spelar" eller "agerar" som en skådespelare – den handlar helt enkelt om min funktion och mitt ansvar. Autenticitet och sårbarhet är den enda vägen till äkta närhet i kärleksbaserade relationer. Detta är den verkliga paradoxen; att ha och utöva makt över andra människor; att leda och ändå vara sårbar.

I början av barnets liv stöds föräldramakten av barnets totala beroende, ovillkorliga kärlek och fullständiga tillit.

Ingen kejsare, diktator, politiker, industriägare eller lärare föräras en sådan gåva från sina underordnade och ändå verkar de flesta föräldrar omedvetna om sin lycka eller så struntar de i den efter några månader. De verkar mer upptagna av att "uppfostra" "utbilda" och "hantera" – dvs. manipulera – sina barn, än att uppskatta och skydda den gåva de fått. Barnet, å sin sida, kämpar för att för att samarbeta och hantera bristen på tillit och vänder ut och in på sig i för att till varje pris försöka att vara till lags och överleva. Det är det verkliga dilemmat i att bli överkörd.

I föräldraskapet går makt och ansvar hand i hand. Makten att manipulera, något alla föräldrar gör vare sig de vill det eller ej, är intimt förknippad med ansvaret att inte hämma eller förstöra utvecklingen av självkänslan som är en förutsättning för god hälsa hos individen och dessutom hjälper oss att skapa meningsfulla personliga och sociala relationer. Utöver makten som ligger inbäddad i föräldra-barnrelationen har föräldrarna mer *politisk makt* i de dagliga besluten och i det övergripande beslutsfattandet; ekonomisk makt, beslutandemakten, makten att hålla ihop eller skiljas, makten att tillhandahålla omsorg eller leja ut den, den fysiska och sociala makten. Föräldrar har faktiskt så mycket makt, på existentiell och politisk nivå, att det är oerhört mycket mer angeläget att inrätta en etisk kod för hur man tar hand om barn, än att uppfinna ännu en föräldraskapsmetod, som ska ge föräldrar det som de vill ha. Den, i de närmaste desperata framväxten av nya föräldraskapsmetoder som ägt rum under de senaste två decennierna, betraktar jag som de sista spasmerna hos ett döende paradigm. Det råder ingen tvekan om att barn behöver vuxnas ledarskap och guidning men låt oss nagelfara sättet på vilket vi utövar vårt ledarskap; autenticitet (som innebär sårbarhet), empati, personligt ansvar och viljan att lära och fortsätta lära, utgör kärnan i det nya paradigmet.

För flertalet av dagens föräldrar känns detta nya förhållningssätt som en spännande utmaning eftersom de kan välja att vara en del av den uppsättning värderingar som gällde för deras föräldrar, eller att starta på ny kula. De som väljer det senare konfronteras snart med att de måste hitta kvaliteter inom sig själva som inte överensstämmer, och ibland står i direkt motsats till dem som deras föräldrar lyfte fram och underströk. De goda nyheterna är vi föddes med dessa kvaliteter och att våra barn föds med dem och därför bjuder oss på möjligheten att förändra våra hjärnor via tusentals ömsesidiga läroprocesser.

Barns lärande sker genom att de utforskar, inte genom instruktioner. Om vi vill skapa meningsfulla, sunda relationer med våra barn borde vi anamma deras sätt. Socialiseringen pågår hela tiden och lär dem att anpassa sig. Det är bara föräldrar som kan se till att, den hälsosamma balans mellan individualitet och anpassning som är nödvändig för att en ung vuxen skall kunna göra balanserade val och fatta beslut, utvecklas. Inom utbildningsväsendet är tendensen konformitet och ofta hörs klagomål på hur svårt (och ibland farligt) det är att ta hänsyn till varje barns särart. Än idag är många smittade av den helt befängda idén att starka individer, såväl i familjer som i samhället, utgör en fara för gruppen och äventyrar känslan av solidaritet.

Skolan – ett avgörande hinder för utveckling av friska barn

När jag talar om "skolan" menar jag skolan som institution och dess nedärvda kultur – dvs: den kultur som, hos de allra flesta barn, konsekvent dödar lusten och glädjen i lärandet inom loppet av de första tre skolåren. Samma tragedi drabbar fler och fler unga besjälade, högmotiverade lärare. En del skolor är utmärkta, en del är bra men de flesta är ansvariga för så dålig undervisning, en destruktiv press på föräldrar och barn, mobbning bland barn och lärare och mellan lärare och barn, utfrysning av barn och begåvade lärare, att de borde stängas med hänvisning till att de utgör en ovärdig social miljö. Mobbning är svaret från ett sammanhang på en icke-fungerande studiemiljö med icke-fungerande ledarskap. Det är inte dåligt uppförande från barn med lata föräldrar.

De genomsnittliga siffrorna för s.k. "avhopp från skolan" i Europa är 24-26% och i genomsitt 20-25% i åldern 18-30 år, är s.k. "funktionella analfabeter" – särskilt avseende förmågan att läsa och skriva på sitt eget språk och matematisk förståelse och kunnande. Ett annat bevis på misslyckande är det ständigt ökade antalet barn som antingen exkluderas eller definieras som "i behov av behandling". Skolledare och lärare överhopas av byråkratiska plikter, utbrändhet och långa sjukskrivningar ökar i en alarmerande takt.

Det finns tiotusentals talangfulla, innovativa och omtänksamma lärare, som av olika anledningar, berövas sina mest framträdande kvaliteter och anpassar sig till en likriktad och destruktiv kultur. Dessutom är lärarutbildningen föråldrad och har ingen relevans för utmaningen i att skapa meningsfulla och ömsesidiga relationer med barn, klasser och föräldrar. I vissa länder försöker man åtgärda detta men tyvärr väljer man ofta en uppgradering av akademiska färdigheter snarare än den mänskliga och relationella kompetens som är en helt avgörande förutsättning för att kunna föra ut akademiska kunskaper till dagens unga.

De grundläggande problemen avseende lärande och skola, blir uppenbara när vi tar en titt på historien. Skolan har aldrig tagit sin utgångspunkt i en solid kunskap om vilka våra barn är, vad som får igång dem eller hur deras hjärnor utvecklas under studieåren. Filosofin, värderingarna och pedagogiken grundas på industrins och samhällets behov och genom åren har det uppstått ett motsatsförhållande mellan dessa behov och vad barn behöver för att växa och lära. Med andra ord: om vi tar hänsyn till hur barn är och vad de behöver, kommer de inte att växa upp och bli produktiva arbetare och medborgare. Detta antagande hade sin relevans i industrialismens inledande skede då man utnyttjade människor och tog död på deras drivkraft eftersom man ansåg att det var det enda (inbillade) sättet att göra förtjänst. Idag blockerar ett sådant tänkesätt varje vettig och hållbar utveckling av samhället. En liknande (inbillad) motsättning råder i huvudet på beslutsfattare som har idéer om att i studieplanen varva akademiska studier med s.k. rekreationsaktiviteter. De senare har varit utsatt för systematiska nedskärningar under de senaste två decennierna trots att det finns tunga bevis för att sport, lek, dans, drama konst mm, i själva verket förbättrar inlärningen och integrerandet av akademiska färdigheter. Många politiker skulle må gott av att röra på sig och leka lite mellan alla möten!

I Europa har termen "livslångt lärande" blivit ett framstående koncept för utveckling och ekonomisk överlevnad. Nu är det dags för att uppfinna och lansera "livsbaserat lärande".

Vi behöver en helhetssyn om vi ska lyckas

Det verkar inte finnas något politiskt parti eller någon kultur/utbildningsminister i hela världen som har en vision för skola och utbildning. I ljuset av de beryktade PISA-undersökningarna verkar de få panik vartannat år och då blomstrar deras retorik av irrelevanta och okunniga förslag och krav. I motsats till de uttalade kraven om utökad akademisk profil präglas deras beteende av begränsad intelligens och visdom.

Samtidigt stretar deras kollegor, ministrar inom social- och hälsovård, med ökande kostnader. Det saknas insikt om att dessa tre områden hänger ihop och är beroende av varandra. Den låga kvalitet som varit rådande inom skolan och utbildningssystemet under decennier, är ansvarig för en ansenlig del av de ökade kostnaderna inom social- och hälsovården.

Det har varit intressant och skrämmande för mig att följa denna (brist på) utveckling under mer än fyrtio år. Låt mig än en gång understryka att det finns en del undantag men de är alldeles för få för att utgöra en trend och de kommer inte i närheten av något som kan kallas en rörelse. Jag hyllar alla de lärare, rektorer och lokala politiker som har visat att en mycket högre kvalitet är fullt möjlig på alla utbildningsnivåer inom ramen för nuvarande lagstiftning, läroplan och budget. De är för många att nämna och tyvärr för få för att göra en verklig skillnad i lagstiftarnas medvetande. Det är skrämmande att erfara hur lågt ansvarstagandet och etiken sjunkit i skolvärlden jämfört med världen utanför. Inget annat företag skulle komma undan med att anklaga sina kunder för dåliga resultat; föräldrar och barn är skyldiga. Om de bara uppförde sig på ett annat sätt skulle vi vara mycket bättre!

Faktum är att vårt skolsystem, med totalt oinskränkta

makt i över hundra år, har tillämpat "management by fear" och kommit undan med det. Även skolor som tillämpar mer demokratiska värderingar klagar över olydiga elever och kritiska och krävande föräldrar. Istället för att stolt ta sig an ledarskapet på ett konstruktivt och professionellt sätt målar skolan in sig i ett hörn där de uppfattar sig själva som offer. De frånsäger sig det ansvar som självfallet följer med den myndighetsmakt som främst är grundad på det faktum att skolan är obligatorisk, och blir därmed dåliga förebilder för föräldrar och barn.

Historien visar att alla enväldiga system utesluter och stämplar de olydiga. Under min skoltid var svaret straff, numera är det diagnoser och terapi. I ett enväldigt system är det enda alternativet till ovillkorlig lydnad, olydnad. Av den anledningen skrev jag och mig kollega Helle Jensen boken "från lydnad till ansvarstagande". Olydnad är bara motsatsen till lydnad och det finns ingen anledning att understödja en sådan hållning. Ansvarstagande – som i personligt ansvar – är det konstruktiva alternativet till olydnad och en logisk konsekvens av demokrati och frihet.

Det faktum att skolan producerar fler och fler förlorare är inte bara ett avgörande etiskt problem utan också ett av de mest allvarliga hoten mot ekonomin i våra välfärdssystem. Det är också oerhört kontraproduktivt för förverkligandet av det övergripande behov av samhörighet och ömsesidighet människor emellan som vi inte kan leva utan.

Genom att göra skolan obligatorisk blev det möjligt att tvinga föräldrar att skicka sina barn dit istället för att låta dem använda sin energi sitt engagemang och sina färdigheter för familjens försörjning. Det som då var ett klokt och nödvändigt beslut är idag fullkomligt förlegat och det vore bäst för alla om man istället gav barnen rätt till utbildning.

Det skulle i grunden förändra och förbättra relationerna mellan barn/ungdomar och deras skolor och lärare. Föräldrar behöver inte längre tvingas och barnen vill inget hellre än att lära sig och få möjlighet att frigöra sin fulla potential på alla nivåer. 8-10% av barnen kommer att gå till skolan utan något engagemang, men så är det redan idag.

En erfaren rektor sammanfattade detta nyligen: Skolan har alltid förstört många barn. Nu för tiden förstör den lika många lärare. Skadorna har fördubblats! Men det är inte så svårt som många tror att reducera antalet skador och ingen kommer att bli lidande!

Det behöver inte ta mer än en generation! Det går till så att man skämmer bort alla lärare med forskarutbildning, handledning och annat som leder till kvalitativ professionell och personlig utveckling. Lärare är i allmänhet hängivna och intelligenta människor som, enligt min erfarenhet, är fullt kapabla att anta utmaningar när de får det stöd och de färdigheter de så väl behöver.

Vad är ett starkt barn?

Som jag nämnde i början betyder inte ordet "barn" enbart söta bebisar, charmiga småbarn eller kämpande tonåringar. Det syftar på den existentiella kärna inom var och en av oss som antingen ger kvalitet och mening till livet eller gör oss till offer. Ett starkt barn är ett friskt barn med sund självkänsla, förmåga till empati, ett gediget självförtroende och en väl utvecklad uppsättning av psykosociala färdigheter. En människa som känner sig värd att bli älskad, är trygg i sig själv, avspänd i andra människors sällskap och medveten om sitt beroende och sin samhörighet med alla andra människor.

Prova att läsa ovanstående definition några gånger. Överväg noga om detta är vad du önskar ditt barn, din elev, student eller patient?

Kanske är det inte riktigt vad du hade tänkt dig. Kanske du önskar dig mer av en "vinnare"? Någon som kommer först och slår alla de andra vad tusan som än krävs. Kanske önskar du dig en vänlig, snäll och förutsägbar person som går ihop med tapeten, vad tusan som än krävs för det? Kanske önskar du dig bara harmoni, lugnt och tyst här och nu, och hoppas att allt ska gå bra?

Fundera på det och fundera noga för du har makten att påverka resultatet av ditt barns första 14 år, dina studenters självförtroende och dina patienters självbild. Lämna inte över ansvaret till "samhället" därför att samhället per definition är ansvarslöst och du och jag är delar av samhället, och vi är de enda delarna som kan tillämpa ansvarstagande.

De flesta av oss är uppfostrade med en hel del skuld och skam och har därför svårt för att ändra på vårt sätt utan känslan av att allt vi gjorde förut var fel. Istället för att erkänna ansvaret försöker vi undvika skulden. Det är hjälpsamt att tänka på att vi föddes utan skam och skuld och att mindre vetande vuxna tvingade på oss de självdestruktiva känslorna. Du kanske aldrig blir av med dem men de har inte kvalifikationerna för att styra ditt liv och leda dig i en hälsosam riktning. Ge inte de känslorna näring genom att vara lydig! Om du gör det, vidarebefordrar du dem till dina barn och tar ifrån dem deras styrka.

Ett friskt barn är först och främst ett barn med sund självkänsla som kan skörda det självförtroende som hans/hennes färdigheter och talang tillåter. En sund självkänsla innebär en nykter, nyanserad och accepterande uppfattning om vem du är. En realistisk icke-dömande självbild.

En sund självkänsla är det mest effektiva psykosociala immun-system vi känner till. Det förebygger drogmissbruk, ätstörningar, självskadebeteende, självmord/självmordsbeteenden, kriminalitet, våld och allt annat vi inte vill att våra barn exponeras för. Å andra sidan ger det också barn/ungdomar möjligheten att säga ja och nej – ja till sig själv, sina personliga gränser, värderingar, tankar och känslor. Nej till dem som kräver lydnad och underkastelse – vill vi ha den sidan också? Vi vill att våra unga vuxna ska ha detta i sig, eftersom det skyddar dem och oss från en hel del smärtsamma upplevelser, men vill vi också att barnen i 1,2,4,7 och 15-årsåldern ska ha det i sig?

Den allmänna inställningen och beteendet hos de flesta föräldrar, lärare och förskollärare tyder på att det verkliga svaret är "nej". Det är olyckligt eftersom en sund självkänsla som inte tillåts växa och framträda under barndomsåren, kräver mycket ansträngning, leder till stor smärta och känsla av att inte höra till, under de kommande åren.

Många förskollärare/lärare är verkligen osäkra efter att under två decennier ha mött så många egocentriska barn. De är inte barn med sund självkänsla utan snarare, som ett resultat av "curlande", överflödigt beröm och ett samhälle som främjar detta, barn med ett slags uppblåst dominant ego. Barn som är älskade och uppskattade som de är, känner sig varken under- eller överlägsna och ser inte ner på andra människor.

Vi vuxna kan stödja utvecklandet av en sund självkänsla på många sätt; jag har behandlat dem alla i många böcker och artiklar. Här vill jag fokusera att den allmänna inställningen och filosofin hos vuxna förefaller vara en total brist på förtroende för barns önskan och förmåga att anpassa sig och samarbeta. De historiska rötterna till denna bristande tillit är lätta att frilägga; de utvecklades och växte sig starka då efterfrågan på välanpassade, undergivna, underlägsna och lydiga medborgare, soldater, pappersvändare och industriarbetare, ökade under de tre senaste århundradena. Om barn tillåts utveckla självkänsla kommer de inte att underkasta sig de samhällsregler som avlägsnar deras människovärde. För att det skall bli möjligt måste tankar och beteende, ja varje tecken på individualitet och motstånd, undanröjas.

Idag vet vi att barns vilja till samarbete nästan överstiger vår fattningsförmåga. Ett komplext fenomen, så här kommer ett enkelt exempel: två vuxna bestämmer sig för att adoptera ett barn från Kina. Då föräldrarna är lite äldre erbjuds de en flicka som är nästan två år gammal. När hon kommer till Danmark ser hon kinesisk ut, tänker kinesiskt, beter sig kinesiskt och alla hennes förväntningar kommer ifrån den kinesiska kulturen. Och ändå, bara 2-3 år senare gör hon allt på danska. Det är ett mästerverk i anpassning som ingen vuxen skulle kunna åstadkomma under sin livstid. Vår bristande tillit till barn må ha sina historiska rötter men är på intet sätt grundad i vad barnet har med sig från födseln.

Självkänsla och varje individs unika värde, sattes på dagordningen efter andra världskriget. Vi har bara haft femtio år på oss att öva medan bristande tillit och lydnadstvång har varit rådande i århundraden. Du kanske undrar vad det är för fel på lydnad? Svaret är dubbelt: förmågan att anpassa sig och lyda är bra och nödvändig. Det gör det möjligt för självdisciplin och åtaganden att utvecklas. Å andra sidan gör lydnaden det mycket svårt, för att inte säga omöjligt, att utvecklas som individer. De optimala förutsättningarna för liv och livskvalitet är friheten att välja när och vem vi vill lyda och när vi behöver skydda vår personliga integritet och ta ansvar. Möjligheten/förmågan att välja räddar människan från underkastelse.

En grundläggande önskan om lydiga barn och unga, blockerar helt enkelt deras möjlighet att utveckla en sund självkänsla och gör dem sårbara och sjuka. Detsamma gäller den bristande tilliten, som är ett inslag i många föräldrars sätt att uppfostra. Optimal barnuppfostran är en pågående dialog där båda parter lär känna varandra och barnen är fria att utnyttja föräldrarnas erfarenhet och visdom. Detta har inget att göra med någon slags romantisk barnvänlig inställning eller mjuk humanistisk ideologi. Det är en inbjudan som är baserad på grundläggande, konkreta bevis och erfarenheter. Den avgörande frågan är möjligen: är vi villiga och modiga nog att vara så sårbara för att skydda våra barn från att bli sårade?

Vår kollektiva illusion

Vi verkar leva i illusionen att det går ganska bra för oss när det gäller mental och psykosocial hälsa, men i själva verket är det inte så. Siffrorna för livsstilsrelaterade sjukdomar stiger. Detsamma gäller för antalet sjukpensionerade unga, barn med "särskilda behov" och konsumtionen av legala och illegala droger bland s.k. välfungerande vuxna har nått rekordnivå. Den procentuella andelen kroniska alkoholister ökar liksom även självmord bland barn och unga. Antalet arbetsnarkomaner, shopaholics, sex- och spelberoende och andra typer av beroenden ökar för varje dag. Diagnostisering och medicinering av barn och unga ökar i en takt som är helt osannolik och det gäller även antal inskrivna i barn- och ungdomspsykiatrin och på specialkliniker för stressrelaterade symptom hos barn. Till detta kommer avslöjanden och nästan ofattbara siffror om sexuella övergrepp på barn, våld i hemmet och sexuella angrepp på kvinnor. Internet, denna fantastiska uppfinning, har bevisat att hundratals vuxna män, fäder, lärare, präster, affärsmän och busschaufförer, blivit beroende av pornografi. Det får tragiska konsekvenser för den egna mentala och känslomässig hälsan och för partners och barn.

Ni vet säkert att listan skulle kunna göras längre men jag tror det räcker så här för att kunna ställa frågan "vem är det vi försöker lura"? Det vore rimligt att hävda att många av dessa symptom är relaterade till det faktum att gamla paradigm som rör ekonomi, finanser, politik och affärer, bryter samman. De har alla haft sina glansdagar men det var då det.

För att möta alla dessa symtom växer sig skogen av professionella hjälpare större och starkare. Många av dem har redan visat sig vara hjälplösa. Generellt kan man säga att våra terapeutiska försök att hjälpa oroliga barn och ungdomar lyckas till 5-25%, beroende på vilket land det handlar om. Med tanke på att flertalet hjälpare bara är villiga eller bara tillåts ta itu med problemen på en individuell nivå, skulle man kunna betrakta resultatet som lyckat. Det låter sig dock inte göras om man beaktar att de återstående 75 % konsekvent beskrivs som "omotiverade" eller som att de bara "uteblev". När 28 % av barnen i ett samhälle får etiketten "i behov av terapi" är det endast en återspegling av att de professionella försöker hjälpa barnen med samma paradigm som från början gjorde dem olyckliga och det är dömt att misslyckas. Inte undra på att läkemedelsindustrin ler hela vägen till banken!

Det finns emellertid en avgörande och obehaglig skillnad på hjälpen vi försöker ge barn och den vi ger de vuxna. All modern psykoterapi (utom rent behavioristiska modeller) och även kroppsrelaterade terapier försöker verkligen bidra till att vuxna klienter kan komma i kontakt med sig själva, sin historia, känslor, värderingar, gränser, den egna förmågan och sättet på vilket de gör sina val. De gör verkligen sitt bästa för att frigöra individen och bidra till en bättre självkänsla, och ofta med gott resultat. De företräder sina klienters djupaste intressen.

När samma terapeuter eller kollegor försöker hjälpa barn och ungdomar handlar alltihopa om att ta bort symptom och beteenden och få dem att anpassa sig till olämpliga pedagogiska institutioner och/eller familjer. Kriteriet för ett lyckat resultat är eliminering av ett specifikt symptom. Det kan inte bli mer oprofessionellt än så! När såg du senast en terapeut ta ett barn i handen och konfrontera hans/hennes förskola/skola med idén om att de måste ändra sitt sätt för att barnet skall frodas och utvecklas till en stark och sund individ? Förmodligen aldrig eller möjligen en eller två gånger? De professionella som arbetar med barn och unga är inte där för att förbättra livskvaliteten för sina klienter. De försöker behaga sina arbetsgivare och de institutioner de tjänar Oftast ser de inte på sig själva på det sättet men det är vad de faktiskt gör. Om de arbetade på samma sätt med vuxna skulle de antingen bli utan klienter eller förlora jobbet.

Kanske är det dags för dessa yrkesgrupper att ta en ordentlig titt på sina professionella mål, metoder och etik och antingen förändra dem eller åtminstone berätta sanningen för sina klienter. Det borde ligga i deras eget intresse då det handlar om anställningstrygghet och lön eftersom det bara är en tidsfråga innan regeringar och lokala politiska organ blir medvetna om att de betalar enorma summor för mycket påvert resultat. Politiker tänker och agerar utifrån kvantitet, inte kvalitet och den sorgliga sanningen är att vi skulle kunna leverera mycket högre kvalitet med oförändrade kostnader. Vi måste bara förändra vårt sätt att tänka.

Jag möter alla dessa yrkesmänniskor varje dag och alla är hängivna och underbara människor. Många är väl medvetna om sakernas tillstånd men känner sig som fångar i ett system som tappat bort professionella värderingar och helt domineras av byråkratiska värderingar och tvångsmässigt nedskärande som den enda vägen till ekonomisk balans. Politikerna kan förändra sitt sätt att tänka men bara om de professionella börjar ta sin yrkesstolthet, sina kunskaper, sin visdom och sin moraliska integritet på allvar. Det innebär godkännande och införande av det nya paradigmet "Från lydnad till ansvarstagande". Det som krävs är mod, men utdelningen blir ökad yrkesstolthet, tillfredsställelse och följaktligen mindre stress, ångest och hjälplöshet.

Jag är en optimistisk man med gott om energi – var vanlig och lägg även din energi i detta projekt – då kan vi kanske lyckas!

Mobbning - barn vet hur man stoppar den!

- en klass i taget, en skola åt gången, varje minut och varje år

Mobbning mellan barn i skola och på sociala medier har, under de senaste tio åren, rönt stor uppmärksamhet i hela Europa. Den här artikeln fokuserar på mobbning i skolan. En mängd program och metoder har uppfunnits och upphandlats av samhället men så vitt vi vet (i Sverige har mycket noggrann uppföljande forskning bedrivits) har dessa vare sig löst eller förebyggt mobbning. Det verkar tvärtom som om programmen, efter en tids positivt inflytande under ett par år, får motsatt effekt och mobbningsincidenterna blir fler än innan programmen infördes. Mobbningens offer omgärdas oftast av någon slags moralisk förståelse men lämnas mestadels utan stöd och hjälp och många föräldrar väljer att byta skola för sitt barn. De som mobbar möts av anklagelser och straff vilket tenderar att förstärka mobbningsbeteendet. Båda grupperna lämnas utan alternativa vägar att hantera sig själva och andra.

Det grundläggande misstaget bakom de flesta kampanjer är antagandet om att mobbning har sitt ursprung inne i barnens huvud – så är inte fallet. Visst har barn en förmåga att vara både grymma och elaka mot varandra men huruvida det blir så eller inte, avgörs helt och hållet av de vuxnas ledarskap.

På precis samma sätt speglar vuxenmobbning på arbetsplatsen kvaliteten på ledarskapet. Vi vet genom klinisk erfarenhet att det på skolor med mycket mobbning mellan barnen också förekommer mobbning mellan lärarna. Den enda skillnaden är att intelligenta vuxna hittar så subtila sätt att trycka ner varandra att de kan vara svårare att bevisa att mobbning förekommit. Mobbning är en reaktion på dysfunktionella sociala system inom organisationer och institutioner.

Den viktigaste ledaren i skolan är rektor. Rektors ledarskapsstil, värderingar och principer avspeglas hos de flesta lärarna. Föräldrarna är också viktiga; dels genom sättet på vilket de uppfostrar sina barn men också genom hur de upp-lever att skolan väljer att bjuda in dem: blir de erbjudna att spela en konstruktiv roll eller kallas de mest in när det är dags att tillrättavisa barnen?

En institution där mobbningen överstiger någon slags genomsnittsnivå har verkliga ledarproblem och står inför allvarliga utmaningar. För att förändra/förebygga en icke önskvärd kultur i en skola måste utgångspunkten vara att etablera en maximalt konstruktiv atmosfär bland lärar-na. Ofta behöver de uppdatera sina kunskaper i utveck-lings- och socialpsykologi och få adekvat ledarskapsträning. Båda dessa områden är eftersatta inom lärarutbildningen. Nästa steg är en slags filosofisk övning, vilket är något helt annat än en moralisk föreläsning. Övning måste genomför-as under det första skolårets inledande månad och tar cirka 50 minuter. Fråga varje barn: Vad är en god vän? – lyssna på svaren utan att kommentera eller värdera och låt barnen prata med varandra i smågrupper (viktigt att blanda pojkar och flickor). Avslutningsvis kan läraren summera på "svarta tavlan" och försäkra sig om att alla kollegor och föräldrar informeras och uppmuntras att fortsätta pratet.

Den här övningen bör upprepas åtminstone en gång om året och nu med ytterligare en fråga på dagordningen: Är det någon av er som har varit med om någonting obehagligt/dåligt tillsammans med något annat barn – vad hände och hur kände du dig? Barn svarar på frågan utan rädsla om de tidigare upplevt att läraren kan hantera sådant utan att mo-ralisera, tillrättavisa eller dela ut straff.

Barnens upplevelse av att känna sig trygga och värdefulla är av yttersta vikt när de vill ta upp något som ligger utanför det som står på schemat. Skolor som strävar efter att skapa en dialogbaserad kultur lyckas bättre i det här avseendet.

Följande exempel kan betraktas som ett extraordinärt och mycket modigt agerande av ett exceptionellt barn. I själva verket hade hennes initiativ inte varit möjligt utan mycket hängivna ansträngningar från alla vuxna. Hon hade tänkt tanken men aldrig vågat uttala den. En mycket näringsriktig mylla gjorde det möjligt för henne att växa och blomma.

En 8-årig dansk flicka bad sin lärare om tillåtelse att få tala inför klassen. Hon ville berätta om något personligt. Läraren föreslog att hon skulle stå kvar vid sin plats men hon framhöll att hon ville se alla klasskamraterna i ansiktet. *"Jag vill berätta något viktigt. En av pojkarna i den här klassen har svårt att lära sig och en del av er retar och mobbar honom för det. Det sårar honom och gör honom olycklig. Jag tycker att det är fel och vill att de ska sluta med det."*

Klasskamraterna applåderade och samma kväll ringde lärare till flickans föräldrar och berättade vad flickan hade gjort och att hon kunde känna sig stolt över sin dotter. Mamman la ut berättelsen på Facebook och fick hundratals "likes" under natten. Nästa dag var mor och dotter på morgon-TV och under några veckor fick händelsen stor publicitet och diskuterades i hundratals klassrum och tusentals familjer.

Flickan själv kände sig lite obekväm med alla dessa vuxna som ville berömma henne och utnämna henne till nationalhjältinna. Hon sa, *"Jag sa bara vad alla mina vänner tänker. Jag tyckte bara synd om pojken."*

Ett antal intervjuer med hennes lärare visade klart och tydligt att alla lärare, under ett par år, hade arbetat mycket hängivet för att skapa en kultur och en miljö som gjorde det möjligt för flickan att ställa sig upp och uttrycka det hon var berörd av, utan oro för att själv bli mobbad.

Barn har empati och insikt. De kan skilja på rätt och fel och de behöver ansvariga vuxna för att skapa en god atmosfär.

De viktigaste vuxna ställs inför en stor utmaning: Hur kan vi understödja utvecklingen av en god självkänsla hos det här barnet? Både lärare och föräldrar har en tendens att blanda ihop självkänsla och självförtroende eftersom de helt enkelt inte har tillräcklig mycket "know-how" för att kunna stötta sina barn/elever. De bör uppmuntras att lära sig.

En skola är ett mänskligt system precis som en familj. Båda systemen möter barn som provocerar och utmanar med sitt beteende och båda har en lång tradition av att straffa oönskade beteenden. Sen mer än en generation tillbaka vet vi att merparten av dessa beteenden är reaktioner på dysfunktionella system och att vi som föräldrar och lärare kan tacka ja till barnens inbjudan om att förbättra systemet. Det är inte längre moraliskt försvarbart att individualisera ett fenomen som mobbning. Mobbning är ingens fel.

Barnets bästa vid äktenskapsskillnad

En minihandbok för föräldrar och deras terapeuter

Översättning: Sara Hammar

Inledning

Denna lilla handbok kallar en spade för en spade, så känsliga själar eller folk med en förkärlek för politisk korrekthet ska nog inte läsa vidare. Tillsammans med barnpsykiatern Mogens A. Lund och hans fru adjunkt och socialrådgivare (socionom. övers. anm.) Lis Keiser var jag och en del andra fackfolk med till att forma vägen för länens rådgivning angående par i skilsmässa. Detta är snart 40 år sedan. Jag kan nu tillsammans med en mängd andra föräldrar konstatera att denna typ av rådgivning inte har fungerat, med tanke på de mycket svåra och konfliktfyllda skilsmässorna. Detta beror delvis på att rådgivarna inte gjorde sina röster hörda genom att lägga fram sin erfarenhet på bordet, så här kommer min.

Barnets bästa

Uttrycket "barnets bästa" är ett gammalt uttryck från lagstiftningen vars betydelse aldrig blivit ordentligt definierat och utrett vad det egentligen rymmer. Idag används och missbrukas begreppet av många föräldrar som inte alltid vet vad de talar om, även om de menar väl. Det blir oftast använt av föräldrar som ett baseboliträ vilken de slår varandra i huvudet med och därmed är "barnets bästa" både sviket och hotat.

I bred bemärkelse betyder barnets bästa följande:

> *De relationer och levnadsvillkor vilka är optimala för barnets välbefinnande och vidare utveckling som människa och samhällsmedborgare.*

Och det finns all anledning att lägga så mycket vikt vid detta som överhuvudtaget är möjligt.

Vad skadar barn?

Många föräldrar frågar sig om en skilsmässa (fredlig eller konfliktfylld)skadar barn. "Skadar" är ett till ord som används och missbrukas om vartannat. Snart kommer min uppfattning av vad det vill säga att skada ett barn. Först är det dock viktigt att skilja på två typer av själslig smärta.

- Den *känslomässiga* smärtan som alltid är en del av livet och ofta dominerar barns liv genom skilsmässoprocessen. Det rör sig först och främst om sorg, vrede, skam och ångest. Barn tar inte skada av att uppleva dessa känslor, så länge som det finns några vuxna (och barn) som vill dela känslorna med dem och ge dem ett kärleksfullt stöd, när detta görs ökar barnets självkänsla och empati.
- Den *existentiella* smärtan. Det är ett svårbegripligt ord, men inbegriper de upplevelser och omständigheter som sätter varaktiga sår i vårt sätt att vara människor och medmänniskor, dvs vårt inre och yttre beteende. Det kan vara ångesten för att inleda nära personliga förhållanden – vänskap och kärleksförhållande; det kan vara känslan av att alltid vara skyldig när något negativt inträffar med människor man tycker om; det kan vara en överväldigande känsla av att inte vara lämpad för att få barn; det kan vara en livslång låg självkänsla; en låg empatisk förståelse; en vana att uttrycka centrala känslor våldsamt eller genom självskadebeteende. Det finns som tur är också många upplevelser som sätter konstruktiva existentiella spår.

Min uppfattning av vad som *skadar* barn, handlar om de *existentiella upplevelser som förminskar barns livskraft och livsglädje*, vilka helt eller delvis släcker ljuset i deras ögon och gör kroppen ofri. Det påminner om vad som sker med barn vilka är offer för våld, krig, sexuella, verbala övergrepp eller försummelse av deras grundläggande behov. Explosiva och förnedrande skilsmässor som präglas av föräldrarnas maktkamp är helt enkelt traumatiska för de barn som är involverade.

Detta inbegriper också de barn vars föräldrar som slåss om rätten att vara tillsammans med dem eller mest samman med dem. Föräldrar som kränker och sårar varandra, för att de i sin egen inbillning slåss för barnets bästa, förstör just precis deras bästa= deras välbefinnande och utveckling. Det är mycket enkelt: när en eller båda föräldrar sårar den andre, tillfogar de samtidigt deras barn existentiell smärta och därmed skadar de inte bara barnen utan också deras framtida relation till dem – for ever!

Barn älskar båda sina föräldrar ovillkorligen också när en av dem, eller båda två uppför sig på ett sätt som anses vara under vanlig, normal standard. Barns kärlek blir inte mindre av att mamman har varit otrogen, att pappan slår och dricker, att mamman inte håller vad hon avtalat och pappan vad han lovat. Många barn har till och med en tendens att vara mest lojal mot den av föräldrarna som är måltavla för störst mängd av moralisk kritik och fördömande.

Därmed kan vi konstatera att barn är inte är kompetenta att ta ansvar för sitt eget bästa. De ska ses, lyssnas på och deras önskemål ska tas seriöst, men det är föräldrarna som står med ansvaret för att säkra bästa möjliga livskvalitet i ett långsiktigt perspektiv. När föräldrarna varken vet ut eller in, tar domstol, experter och sociala myndigheter över. Deras beslut håller dock inte alltid måttet och detta är en av anledningarna till att det är bäst för alla inblandade, att föräldrarna åter bör ta på sig ansvaret.

Skuld och ansvar

Oavsett vad som utlöste er skilsmässa och oavsett hur moraliskt skyldig du tycker att den andre parten är, så är det en fundamental realitet, att ni båda är exakt lika ansvariga för att ert förhållande kapsejsade. Skilsmässor är aldrig konsekvensen av en enskild handling, utan beror alltid på hur ni har levt tillsammans sedan starten av förhållandet. Det finns viktiga lärdomar att hitta där, men de överskuggas så länge som ni väljer att sitta i sandlådan och peka finger mot varandra. Så sluta med det och uppför er som vuxna människor. Det är också det bästa ni kan göra för er egen livskvalitet och nya parförhållanden som kanske väntar i framtiden.

Kanske är ni inte alls så vuxna som ni själva trodde. Det är nu det gäller! Era barn har enormt behov av vuxna föräldrar. Om inte detta sker står de ensamma med skulden – den skuld som de ger sig själva, oavsett vad föräldrar och andra vuxna säger. Det är nämligen det barn gör när deras föräldrar varken tar ansvar för sig eller för dem. De kommer bära på ert ansvar för resten av livet och det blir mycket viktigare än eget rum, husvagnssemester, leksaker, hundvalp, häst eller fickpengar. Ingen av er kan bli vuxna på en vecka, men så snart ni börjar, avlastar ni barnet och ni kommer få det bättre med er själva. Reflektera över vilka förebilder ni blir om de en dag själva ska skiljas.

Fråga dig själv

____ Ja, jag anser att det är rimligt att slåss mot mitt ex av hänsyn till barnen.

____ Ja, jag kan se att min kamp inte gagnar barnets bästa.

____ Ja, jag vet det mycket väl, men jag vet inte hur jag ska sluta.

Om du sätter kryss vid första frågan, behöver du inte läsa vidare. Sätter du ditt kryss vid andra eller tredje frågan så…

Be om hjälp!

Det är säkert så att ni inte kan vara i samma rum utan att slåss och anklaga varandra och detta är något ni inte bara kan sluta med från en dag till en annan. Därför är det första vuxna steget att få hjälp till hela familjen – tillsammans. Ni behöver en familjeterapeut som har mod och erfarenhet nog att ställa sig mitt i kaoset tillsammans med er och era barn. En gång, två gånger eller sju gånger, eller tills ni har lärt er att behandla varandra anständigt.

En av de gånger jag själv var terapeut i en sådan situation utbrast pappan plötsligt *"Åh, kan du inte bara behandla mig som en du inte känner för i h…..?"* Han menade såklart "lika väl" som du behandlar någon du inte känner. Man träffar inte familjeterapeuter med detta mod i varje gatuhörn, men be kommunen eller vårdkedjan om förslag eller sök själv på nätet. Var inte rädd för att byta terapeut om ni märker att det inte sker någon utveckling efter ett par gånger. För att detta ska lyckas, ska ni bara vara överens om en sak: att söka hjälp.

Val av terapeut

Val av terapeut avgörs efter följande spelregel: Ni går dit till-sammans två gånger och om den ena av er eller båda två inte känner sig bekväma, säger ni det till terapeuten tredje gång-en. Om upplevelsen inte ändrar sig under den tredje gång-en, avslutar ni processen. Det är långt ifrån alltid som kemin mellan terapeut och klienter stämmer, så ingen är skyldig.

När ni väljer terapeut, är det absolut avgörande att det är en som kan tänka sig att prata med er även när barnen är i samma rum. Barnen behöver inte sitta stilla på en stol eller svara på en massa frågor. De kan läsa, spela på en ipad eller leka med lego. Det är en ovärderlig gåva att vara med och bevittna att någon försöker hjälpa ens föräldrar och lätta på den last de bär. Vi upplever ofta att de från en dag till en annan klarar sig mycket bättre i förskolan eller skolan. Omedelbart när barnet upplevt terapeuten som en vuxen, vilken det går att känna tillit till, kommer ni att känna att de närmar sig för att frivilligt dela i processen. Gör de inte det, är det två sätt att komma vidare på:

- Ni kan var och en fråga barnen när ni kommer hem vad det är som känns obekvämt. Ställ en rak fråga: *"Du säger inget i vår terapi. Är det för att du inte kän-ner någon tillit till terapeuten?"* Svaret tar ni med nästa gång ni träffar terapeuten.
- Det vore såklart ännu bättre om terapeuten lägger märke till att barnet är tillbakadraget och själv frågar. Det kan ni be han/henne om. En terapeutisk session definieras av alla inblandade, inte bara av terapeuten.

Det aktuella kriget ni för mot varandra handlar i realiteten om ert gemensamma förflutna och om att få rätt. En gammal graffiti löd så här:

GE UPP HOPPET OCH MÅ BÄTTRE

Ingen får det bättre långsiktigt av att "få rätt" vad det än innebär och speciellt barn trivs ganska sällan med föräldrar som uppfattas som "vinnare" eller "förlorare". Rättvisa finns helt enkelt inte. Ni har själva en gång i tiden valt varandra som föräldrar och det valet bär ni ansvar för resten av ert liv. Och era barn får leva med det valet resten av sitt liv. Det finns ingen ångerrätt i den här typen av butik.

Om du kan se visdomen i att ge upp hoppet om att få rätt eller att få din vilja, finns det en möjlighet till att hela familjen får det bättre. Om inte, så är det upp till domstolen att avgöra och om detta finns två viktiga saker att observera. Den första är att när juridik möter psykologin så förlorar psykologin varje gång. Den andra är att varken advokater eller domare kan skapa rättvisa. Att släpa era gemensamma mellanvaranden framför en domare är i princip det värsta ni kan göra för era barns bästa – och jag tror att just det, är vad som betyder mest för er.

Lycka till!

Vad är "välfungerande"?

Man bör vara försiktig med att sätta etiketter på folk.

Vi är föräldrar till tre barn. Den äldsta är 15. De andra barnen är ett och nio år gamla. 15-åringen har alltid varit annorlunda än de flesta andra barn. Hon har ingen diagnos, men har inte alltid haft det lätt – varken i förskolan eller på skolan. Hon är en underbar och kreativ person som tar livet som det kommer.

När mellanbarnet skulle börja på skolan – samma skola som sin storasyster – så kom läraren till oss med förväntansfulla ögon och sa något som vi aldrig kommer att glömma så länge vi lever, *"Förskolan har tydligt visat att han är välfungerande! Det måste vara glädjande för er."* Vi lämnade mötet med läraren med blandade känslor.

Nu ska minsta barnet börja på förskolan. Han är helt annorlunda än sina syskon. Vi känner en växande motvilja mot att han också ska bli bedömd. Kan du förklara vad man menar med uttrycket *"välfungerande"*?

Svar:

Jag önskar jag kunde förklara vad som menas med "välfungerande", men "man" menar allt möjligt med det. Offentliga instanser började använda uttrycket för fullt i början av 1980-talet. Sedan dess har "välfungerande" och "inte välfungerande" blivit två av de mest vanliga kategorier som barn, föräldrar och familjer placeras i. Termen uppstod ur ett psykologiskt och samhällsvetenskapligt behov för att utveckla en måttstock som kunde bidra till att avgöra när en person behövde hjälp av den snabbt växande armén av specialister och experter.

Efter att ha läst många tidskrifter och deltagit på konferenser och möten i de nordiska länderna, är min iakttagelse att begreppet "välfungerande" nu är reducerat till byråkratisk terminologi och egentligen bara betyder att "brukaren, klienten eller patienten för ögonblicket inte kostar staten eller kommunen pengar utöver politikernas fastställda budget". Följaktligen betyder "välfungerande" att "den här personen för närvarande inte belastar samhället ekonomiskt."

Används uttrycken uteslutande i interna administrativa skrifter är det oproblematiskt. Men om vilken pedagog, lärare eller psykolog som helst använder begreppen efter eget godtycke – ofta utan att kunna förklara vad hen menar med det, då innebär det att eleverna som på en skola definieras som "inte välfungerande", lika väl kan beskrivas som "välfungerande" på en angränsande skola.

Oklokt

Problemet med detta avslöjas i yttrandet från sonens lärare, där han gjort sig skyldig till det som vi inom psykologi kallar projektion. Detta innebär att istället för att ta ansvar och äga sina egna känslor och tankar, överföra dem till den andra personen. Han kunde lika gärna ha sagt, *"Förskolan beskriver er son som välfungerande, och det är en stor lättnad för mig. Jag har, som ni vet, alltid haft svårt att fungera tillsammans med er dotter."*

När jag håller föredrag för föräldrar och professionella, använder jag ofta denna möjlighet till att säga att den mest stigmatiserande diagnosen en person kan få är "välfungerande" – och uppmanar båda parterna att avstå från att använda begreppet. Det finns tusentals välfungerande barn som egentligen har det mycket svårt. Men de blir inte sedda och hjälpte eftersom de lyckas vara välfungerande.

Utan värde

Att kalla en annan människa "välfungerande" eller det motsatta, säger ingenting om vem den människan är eller hur den har det med sig själv och andra människor. Det har inget sanningsvärde. Därför ska, särskilt inte yrkesmän prata så om andra människor. Alternativt bör de kunna sätta fingret på vad det är de lägger märke till, och kunna skilja på vad detta kan betyda för barnet – sett inifrån – och hur det påverkar deras eget sätt att förhålla sig till barnet.

Användningen och missbruket av uttrycket pekar på minst två andra problematiska frågor i det moderna samhället. För det första blir psykologiska och psykoterapeutiska kunskaper och erfarenheter ofta enkelt moraliska. Vi (terapeuter) vet till exempel att det är en fördel för individens psykiska hälsa och relationer till andra människor om man kan känna igen sina känslor och sätta ord på dem. Konsekvensen kan bli att människor som kan det – eller lär sig det – plötsligt ses som "mer korrekt" än de som inte kan eller vill. Innan vi vet ordet av har den personen blivit en bättre (mer välfungerande) människa. Då har psykologen gått utanför sin auktoritet, enligt min bedömning.

Läggas i en låda

Det andra problematiska förhållandet kan formuleras som en fråga: *"Vem äger barnen – samhället eller föräldrarna?"* Trycket har varit på föräldrarna i många år. De pedagogiska läroanstalterna besitter definitionsmakten – makten att definiera dessa barn och föräldrar som inte välfungerande. De kräver att föräldrarna gör en insats för att få barnen att passa in i den välfungerande mänskliga mallen, som existerar i fackfolks huvuden. De styrs med järnhand av politikernas budget. Trots alla uttalade intentioner om samarbete, dialog och barns delaktighet, övertar institutioner och myndigheter mer och mer makt – knappast för att de enskilda medarbetarna faktiskt vill det, utan för att det är en naturlig konsekvens av systemets inre logik.

Det finns bara ett fenomen som byråkratisk tänkande människor inte kan hantera. Det är humor. När en lärare nästa gång kallar er son för välfungerande, kan du till exempel säga *"Men har du överhuvudtaget inte alls något positivt att säga om honom?"* Om ditt yngsta barn skulle stämplas som icke välfungerande, är svaret: *"Gud ske lov! Vi var rädda för att få höra något negativt om honom!"*

När den ene partens definitionsmakt på detta sätt blir neutraliserat, då kan dialogen starta. Detta kräver naturligtvis att ni som föräldrar kan avstå prestigen det trots allt medför att ha ett "välfungerande" barn. Om ni inte kan göra det, kan ni inte heller lösa upp systemets fastställda ordning.

Empati

Psykoanalysens upphovsman Sigmund Freud ansåg inte att barn föds empatiska utan att de tvärtom är egocentriska och styrs enbart av sina primitiva drifter. Sedan dess har detta varit ett centralt tema för både forskare och praktiker som intresserat sig för barn och deras utveckling.

Först då forskarna började studera spädbarns samspel med sina mödrar ändrades bilden på ett avgörande sätt. Man kunde då tydligt dokumentera att barn föds med förmågan till det Daniel Stern kallar "intoning" – det vill säga förmågan att tona in sig på moderns känslor och stämningar och senare också på andra människors. Därmed är vi tillbaka till det grundläggande i människors empatiska förmåga – förmågan till inkännande, att förnimma och sätta sig in i den andras känslor. Barn föds som sagt med denna förmåga och en del av deras uppmärksamhet är nästan konstant inriktad på hur föräldrarna har det – både som individer och som par.

Förmågan till empati uppfattas ofta som förmågan att hysa medkänsla, men det är faktiskt något annat. Medkänsla kräver att man har haft liknande upplevelser och känslor som den som man har medkänsla med.

En fyraårig flicka hade flytt från krigets helvete tillsammans med sina föräldrar och det enda hon fått med sig var en fin liten lackväska. En dag försvann den och de vuxna försökte förgäves att lugna och trösta flickan, tills en annan fyraåring varsamt lade handen på hennes arm och sade: *"En gång försvann min nalle."* Häri låg både inkännande och medkänsla. En annan lekkamrat kunde kanske ha sagt: *"Äsch, strunta i den dumma väskan. Du får väl be din mamma om en ny."*

Eftersom man förr inte ansåg att barn hade denna förmåga bestod uppfostran i att lära barn "hur man uppför sig" i olika situationer där andra till exempel är ledsna, har ont eller sprudlar av lycka. Man fastställde en social och kulturell norm som barn så att säga måste lära sig utantill innan de som unga eller vuxna kunde utveckla förmågan till empati.

Numera har det mesta av denna typ av uppfostran försvunnit och vi klagar då och då över att dagens barn och unga saknar empati, social kompetens och medkänsla eller att de är alltför självupptagna. Det anses ofta att de är ouppfostrade, och kravet på empati får därigenom en moralisk karaktär.

Det finns förvisso ett fåtal barn som med sitt beteende i tre- till fyraårsåldern avslöjar att deras medfödda empatiska förmåga inte utvecklats eller kanske gått förlorad. Dessa barn lägger inte märke till när de gör andra illa och inga moraliska förmaningar gör intryck på dem. Vi återkommer till dessa barn lite senare.

Först är det dock viktigt att skilja mellan förmågan till empati/inkännande och de konsekvenser man i olika kulturer menar att den ska ha, alltså hur man bör omsätta sin empati i handling i förhållande till andra. Detta måste läras, och det tar lång tid och kräver många goda exempel från föräldrar och andra som till vardags umgås med barn.

Lisa sitter i sandlådan och leker med en kakform. Mathias blir intresserad och försöker ta formen, men Lisa vägrar att låta honom få den. Mathias börjar gråta. Vad bör Lisa göra?

Det vanligaste svaret är att Lisa ska låta Mathias låna formen därför att han är så ledsen. Det heter att man måste lära sig att dela med sig, och de flesta vuxna kan prestera en lång utläggning om detta. Men är det verkligen sant? Är det en generell sanning om förhållandet mellan människor att vi alltid bör ge andra vad de vill ha för att de inte ska bli ledsna?

Ska fjortonåringen gå med på att ha sex med pojkvännen för att han annars blir ledsen? Ska den vuxna sonen bestämma sig för att besöka sina föräldrar när det passar dem för att de annars blir ledsna? Ska den studerande gå kvar på en utbildning som han inte trivs med för att inte göra sin far ledsen? Ska kvinnan dra sig ur den månatliga träffen med väninnorna för att hennes man saknar henne?

Nej absolut inte! Livet är inte så enkelt. Lisa fortsätter att leka med sin kakform fast hon märker att Mathias blir ledsen. Det Lisa eventuellt ska få hjälp med av en vuxen är att väga sina egna behov och gränser mot Mathias och sedan att fatta ett beslut som hon kan stå för och ta ansvar för. Det är verklig mänsklig samexistens. Det som ofta sker vid sådana konflikter mellan barn är att den vuxna upplever medkänsla med det olyckliga barnet och kräver att det andra barnet lever ut den vuxnas medkänsla i praktisk handling. Det är varken särskilt rimligt eller empatiskt.

Detta betyder inte att vi som människor inte ska lära oss att uppfatta och ta hänsyn till varandras känslor, men det är något som barn först och främst lär sig tillsammans med föräldrarna och med hjälp av den empati och medkänsla som föräldrarna visar dem. Vi är i varje fall många som anser att det går till så.

Andra anser till exempel att det är lika bra att barn, särskilt pojkar, får vänja sig vid att livet är hårt och orättvist och att empati och medkänsla hindrar dem från att bli tillräckligt härdade för att klara sig.

Nu tillbaka till de få barn som har förlorat förmågan till empati och som därför också är oförmögna till medkänsla. Den utvecklingen sker vanligen i två sorters familjer.

Den första är familjer där barnen utsätts för fysiskt och psykiskt våld och/eller sexuella övergrepp. De får sina egna gränser utplånade och mister samtidigt känslan för andra människors gränser. De behöver vuxna som är villiga att ge dem massor av värme, medkänsla, omsorg och stöd under de år det tar att återupprätta deras naturliga känslor och gränser.

Den andra sorten är familjer där föräldrarna uppfattar sin vuxenroll som en servicefunktion. De kan vara så kallade curlingföräldrar som satsar allt på att förskona sina barn från varje obehaglig känsla eller upplevelse och försöker göra familjen till ett slags miniparadis där inget gör ont och ingen är frustrerad eller olycklig. Dessa barn växer upp i en gemenskap där de stora och viktiga känslorna är förbjudna och där föräldrarna gör en dygd av att dölja sina egna känslor. Därmed utvecklas naturligtvis inte barnens förmåga att uppfatta andra människors känslor, vilket blir uppenbart när de börjar i förskolan eller skolan.

Ungefär detsamma sker i familjer där föräldrarna gör nästan allt för att undvika konflikter och för att uppfylla barnens minsta önskan. Föräldrarna blir själva gränslösa och döljer både sina logiska och sina irrationella, känslomässiga reaktioner. Dessa barn lär sig inte heller hur viktigt det är att uppmärksamma och respektera andra människor. De behöver inte vuxna som bara sätter gränser för att skydda dem, utan vuxna som törs vara tydliga, levande, varma och irrationella och som tål konflikter utan att mista tron på sin egen kärlek – eller på barnens.

För att barn ska kunna utveckla sin medfödda förmåga till empati, till medkänsla och hänsynsfullt socialt beteende är det alltså avgörande att:

- deras inlevelseförmåga inte ödeläggs
- föräldrarna är tydliga och nyanserade vad gäller sina egna känslor och gränser
- föräldrarna möter barnet med empati och medkänsla
- barnet tillåts uppleva missräkningar, frustration och smärta utan att hindras eller få höra att det inte är

något att bry sig om
- föräldrarna kan samarbeta och visa hjälpsamhet mot varandra
- familjen definieras som en plats där alla medlemmar ska ses, höras och tas på allvar och att detta inte gäller enbart barnen eller dem som skriker högst
- föräldrarna kommer med förslag till hur barnet kan uttrycka sin medkänsla gentemot andra barn i stället för att komma med moralpredikningar.

Empati och medkänsla bland vuxna kommer till uttryck på väldigt många olika sätt – även inom samma kultur. Vissa uttrycker dessa känslor verbalt. Vissa kroppsligt, vissa på båda sätten, medan andra uttrycker dem genom respektfull distans och tystnad. Barnen speglar de vuxna som betyder mest för dem och därför är det ingen mening med att beskriva det ena sättet som positivt och det andra som negativt. Att stämpla ett barn eller en ung person som en människa utan empati är ofta felaktigt och i varje fall inget uttryck för empati.

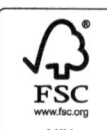